Te $\frac{129}{22}$

HISTOIRE

DES

INSTRUMENTS DE CHIRURGIE

TROUVÉS

À HERCULANUM ET A POMPÉI

PAR H. SCOUTETTEN

Docteur en médecine,
Ancien médecin principal de première classe et premier professeur
des hôpitaux militaires d'instruction,
Officier de la Légion d'honneur,
Commandeur des ordres impériaux de Saint-Stanislas de Russie
et du Medjidié de Turquie,
Membre correspondant de l'Académie impériale de médecine de Paris,
Membre honoraire de l'Académie royale de Belgique, etc.

—o—◁◆◇◆▷—o—

PARIS

IMPRIMERIE JULES BONAVENTURE

55, QUAI DES GRANDS-AUGUSTINS.

1867

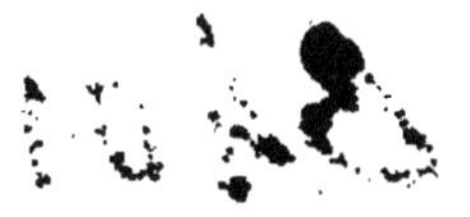

HISTOIRE

DES

INSTRUMENTS DE CHIRURGIE

INTRODUCTION.

Lorsqu'on lit les ouvrages des médecins de l'antiquité, surtout ceux d'Hippocrate, de Celse, de Galien, d'Oribase et de Paul d'Egine, on est profondément surpris d'y trouver des enseignements qui attestent une longue expérience éclairée par une science profonde ; l'étonnement redouble à la lecture des procédés opératoires pratiqués à ces époques reculées et des descriptions données sur les instruments employés.

Malgré le mérite de ces descriptions, nous n'aurions qu'une indication incomplète de ces instruments, une idée insuffisante de leur construction et de leur véritable forme si une catastrophe, l'éruption du Vésuve, n'était venue ensevelir tout à coup une foule d'objets qui démontrent aujourd'hui à nos yeux étonnés la science et le degré d'avancement de l'industrie romaine.

La Campanie, que Pline le Jeune appelait la plus heureuse contrée de l'univers (1), avait cependant l'inconvénient d'être exposée aux tremblements de terre. On en constata notamment un exemple, le 15 février 63 de l'ère chrétienne, pendant lequel on ressentit de fortes secousses qui ébranlèrent profondément la ville de Pompéi (2).

Avant cette époque des éruptions violentes avaient eu lieu indubitablement, mais le peuple n'en conservait aucun des souvenirs que les générations se transmettent habituellement d'âge en âge.

Cependant quelques savants, et Strabon (3) à leur tête, n'ignoraient pas que le Vésuve avait été, aux temps reculés, un volcan dont l'existence était attestée par la nature des terrains trouvés à la surface et dans les profondeurs de la montagne. Voici, sur ce point, le remarquable passage de Strabon. Après quelques mots qui signalent la fertilité de la Campanie, l'auteur ajoute :

« Au-dessus de ces lieux domine le mont Vésuve, offrant sur toute sa surface, excepté vers sa cime, un sol très-agréable. Cette cime, plane dans sa plus grande partie, mais totalement stérile, semble, à la vue, n'être qu'un

____

(1) Pline le Jeune. Tom. II. *Lettres XVI et XX.* — *Pline à Tacite.*

(2) Sénèque. *Naturæ Quæst.*, l. VI, c. 1.

(3) Strabon vivait 50 ans avant Jésus-Christ.

monceau de cendres, et l'on y rencontre de longues cavités, formées de pierres, toutes de couleurs fuligineuses, comme si elles avaient été calcinées par le feu. De là nous pouvons inférer que ce mont fut jadis un volcan et renferma des fournaises de feux (1) qui se seront éteints lorsque l'aliment leur aura manqué. Peut-être même est-ce à ce volcan qu'il faut attribuer la fertilité des campagnes d'alentour; comme, à ce que l'on prétend, ce sont les éruptions causées par les feux de l'Etna, qui, ayant couvert de cendres une partie du territoire de Catane, en ont fait un vignoble excellent (2). »

La sécurité des habitants de la Campanie était donc complète, lorsque, le neuvième jour avant les calendes de septembre, vers la septième heure (3), ce qui correspond au 23e jour du mois d'août 79 de l'ère chrétienne, un nuage d'une grandeur et d'une forme extraordinaires, partant du Vésuve, s'élançait dans l'air à une hauteur immense ; c'était le début de l'éruption du volcan. Pline le Jeune a décrit avec des détails émouvants tous les phénomènes produits par la catastrophe qui occasionna la mort de son oncle et la destruction

(1) Τὸ χωρίον τοῦτο καίεσθαι πρότερον, καὶ ἔχειν κρατῆρας πυρός.

(2) Strabon. Tom. 2, liv. V. ch. X, pag. 268; traduction de la Porte du Theil. 1809. – Impr. Impériale. Paris.

(3) Pline le Jeune. Liv. VI. *Lettre XVI à Tacite.*

de trois villes, Stabie, Herculanum et Pompéi.

La ruine de ces villes ne fut pas amenée par la même cause : Herculanum disparut sous la lave qui s'échappait d'un cratère ouvert sur le flanc de la montagne ; Stabie et Pompéi furent enfouies sous la masse effrayante de scories lancées par le volcan, scories formées de pierres calcinées, légères et volumineuses, et surtout par de très-petites pierres (*lapilli*) friables, désignées généralement, mais improprement, sous le nom de *cendre* ou de *sable volcanique*.

Dix-huit siècles s'écoulèrent avant qu'on ne retrouvât trace des villes enfouies sous les matières sorties des profondeurs du Vésuve. Le hasard fit remarquer, en 1755, des débris de maison provenant de l'ancienne Pompéi. Ce fut un pâtre, dit-on, qui fit cette découverte; on n'y prêta aucune attention : quarante-deux ans plus tard, en creusant un puits, on découvrit aussi quelques débris d'Herculanum; mais ce ne fut qu'en 1799 qu'on songea sérieusement à pratiquer des fouilles avec suite et sous une direction savante. Mais à peine commencées, elles furent suspendues, puis reprises suivant les dispositions variables du gouvernement et l'état de ses finances. Malgré cette irrégularité d'action, des découvertes importantes furent faites; elles excitèrent la curiosité des savants et la convoitise des amateurs d'objets d'antiquité. Le gouvernement napolitain, apprenant, en quelque sorte, par le jugement public, la valeur des richesses qu'il possédait, conçut alors la pensée de fonder un musée pour réunir tous les objets découverts dans les fouilles d'Herculanum et de Pompéi : ce musée fut d'abord établi à Portici, petite ville bâtie exactement au-dessus d'Herculanum ; plus tard ce musée fut transporté à Naples : on lui donna le nom de *Reale Museo Borbonico* (Musée Royal Bourbonien) ; aujourd'hui on l'appelle simplement *Museo Reale*.

Ce fut au commencement du dix-neuvième siècle, pendant que des fouilles étaient faites près de la porte des Tombeaux, à l'entrée de la rue Consulaire (*Strada consolare*) qu'on découvrit la maison dans laquelle furent trouvés des instruments de chirurgie. Cette maison est fort petite, le plan en a été levé par Fréd. Muenter, pendant un voyage fait à Naples et en Sicile, et reproduit par Gottlob Kuhn dans sa dissertation intitulée : *De Instrumentis chirurgicis, veteribus cognitis et nuper effossis* (1).

Voici, d'après le plan et les indications données par Muenter, la distribution et l'usage des lieux : A. Citerne. — G. Puits d'où l'on tirait l'eau qui, probablement, servait à la boisson ; près de ce puits se trouvait un petit jardin B.

(¹) Car. Gottlob Kuhn. —*De Instrumentis*, etc. Lipsiæ, 1823, in-4o, pag. 6.— C'est de ce travail que j'ai tiré le modèle du plan que je publie.

— Les chambres qui sont désignées par la lettre F sont assez spacieuses ; les autres sont étroites et forment à peine un carré de deux mètres de côté ; elles entourent de toutes parts l'*impluvium*, espace libre et à ciel ouvert auquel nous donnons le nom de cour dans nos maisons. Dans la chambre C se trouvait une fontaine qui paraissait sortir de la muraille ; au-dessus de l'ouverture par où l'eau s'échappait, on a trouvé une peinture à fresque représentant le dieu d'un fleuve entouré de deux nymphes. Dans la chambre suivante E, qui était destinée au bain, on voyait, et on voit encore, sur les parois de la muraille, faisant face à la porte, Diane et Endymion, peinture dont la couleur était si fraîche au moment de la découverte, que, malgré les siècles écoulés, elle semblait n'avoir rien perdu de son éclat primitif ; enfin la lettre D indique le lieu qui renfermait la collection des instruments de chirurgie, ce qui a fait supposer que cette maison était celle d'un médecin (1).

Cet avis n'a pas été partagé par tous les auteurs ; ils ont fait remarquer qu'il était difficile d'admettre qu'une habitation de si mince apparence fût celle d'un homme occupé de l'art de guérir ; d'autres ont pensé que c'était une école de chirurgie (*Scuola chirurgica*), ou un cabinet anatomique (*Gabinetto anato-*

---

(1) Les planches ont été présentées à l'Académie.

mico) (1); mais cette supposition n'a pas été acceptée. Le docteur G. Kuhn, et d'autres encore, ont regardé comme probable que cette demeure était celle d'un esclave chirurgien qui était en même temps chargé de la culture du petit jardin, opinion qu'il fondait sur ce que la chambre dans laquelle les instruments ont été trouvés était très-étroite, située dans la partie la plus reculée de la maison et contre le jardin.

Cette opinion peut, sans doute, être défendue par des faits nombreux ; on sait en effet que les anciens Romains partageaient leurs esclaves en diverses catégories ; ils en faisaient des instituteurs pour leurs enfants, des médecins, des drapiers, des fabricants de métaux et même des livres ambulants représentant divers auteurs grecs et latins ; ils leur faisaient apprendre par cœur Homère, Hésiode, Sapho, etc., et lorsque le maître avait besoin d'une citation, il faisait venir son esclave Homère, Sapho, etc.; il l'interrogeait et s'épargnait ainsi toute recherche dans l'auteur même.

Non loin de la maison du chirurgien, s'en trouve une autre de meilleure apparence, dans laquelle existe une fresque que nous avons fait reproduire par la photographie : elle représente Enée blessé, le chirurgien l'o-

---

(¹) Domenico Romanelli, *Viaggio a Pompei a Pesto e di ritorno ad Ercolano ed a Puzzuoli*. Ediz. II. Napoli, 1817. Part. 1, p. 103.

pérant et voulant lui enlever, à l'aide de fortes pinces, une flèche qui a pénétré dans la cuisse.

Ascagne, fils d'Enée, pleure à côté de son père, resté debout pendant l'opération, comme pour attester son courage ; des guerriers forment le fond du tableau, et la gloire, représentée par une femme tenant des fleurs à la main, s'approche du héros. C'est le seul tableau de l'antiquité nous montrant un chirurgien dans l'exercice de ses fonctions. L'exécution de ce tableau révèle un peintre habile, sachant grouper admirablement ses personnages.

En ce qui concerne les esclaves médecins, les exemples sont nombreux : Varron en parle (1), il fait connaître qu'on leur donnait quelquefois une boutique, et, pour exemple, il cite Sassia, qui avait acheté l'esclave Straton du médecin Rupilius.

Le degré d'infériorité sociale dans lequel était placé l'esclave n'empêchait point qu'on ne lui témoignât de la reconnaissance et même de l'affection lorsqu'il avait rendu des services ; nous en trouvons un bel exemple dans les lettres de Pline le Jeune : Ce personnage écrit à l'empereur Trajan la lettre suivante : « Une cruelle maladie, Seigneur, pensa m'emporter l'année dernière. J'eus recours à un médecin (*iatraleptam assumpsi*),

---

(1) Terentius Varro. *De Re rustica*, lib. 1, c. 16.

dont je ne puis dignement reconnaître l'affection et les services, si vos bontés ne m'aident à m'acquitter. Je vous supplie donc de lui accorder le droit de cité; car, ayant été affranchi par une étrangère, il est lui-même étranger. Il s'appelle Harpocras: celle qui lui a donné la liberté s'appelait Thermutis, femme de Théon, morte il y a longtemps (1) »

Il ne faudrait pas inférer de ce passage, ainsi que l'ont fait quelques personnes, que, dans l'antiquité, les médecins ne jouissaient qu'accidentellement d'une position distinguée et d'une haute considération. Sans doute, à cette époque, comme aujourd'hui, certains médecins restaient dans les rangs inférieurs, tandis que d'autres s'élevaient aux plus hautes distinctions; mais il y avait mieux, la religion les protégeait et les mettait sous la sauvegarde de la divinité.

Si nous voyons, dans la Genèse (chapitre L), Joseph ordonner à ceux de ses serviteurs qui étaient médecins d'embaumer son père, nous trouvons aussi dans la Bible adoptée par les catholiques, les prescriptions suivantes, données par Jesus ben Sirac, dans le livre de l'Ecclésiastique :

Honora medicum propter necessitatem, etenim creavit illum Altissimus.

Deux versets plus loin, il ajoute :

« La science du médecin l'élèvera en hon-

---

(1) C. Plinii Epistolæ, lib. X, ep. IV.

neur, et il sera loué devant les grands. »

Cette prédiction s'est réalisée, car nous savons quels honneurs ont été accordés à Hippocrate, à Galien, qui fut le médecin des empereurs Marc-Aurèle, Verus et Commode, et à Erasistrate qui, pour avoir découvert et guéri la maladie d'Antiochus, fils aîné de Seleucus, reçut de ce roi un présent de cent talents, ce qui équivaut à 884 mille francs de notre monnaie actuelle. Il est douteux que cette munificence en faveur d'un médecin ait jamais été dépassée par aucun souverain.

En citant tout à l'heure un passage de la Genèse concernant Joseph, nous avons vu qu'il avait des médecins à son service : ce mot existait en effet en hébreu, et on le prononce רָפֵא *rophé*, il est tiré du verbe רָפֵא, qui répond aux verbes latins *sarsit, sanavit, medicatus est* (1).

Ce mot רָפֵא prononcé *raphé* par les israélites portugais a passé tout entier en grec

---

(1) Les véritables étymologies doivent venir de l'idée qui se rattache au mot, et non de la construction du mot lui-même ; ainsi le mot hébreu *Rapha* est la véritable étymologie du mot *Chirurgien*, parce qu'il indique *l'homme qui guérit, qui raccommode;* tandis que les mots grecs *cheir* et *ourgon* veulent dire : *ouvrage de la main;* le premier mot est net, précis, il répond à la pensée ; le second est vague, et sans application directe ; le mot *chirurgien* est certainement un derivé du grec, mais non une véritable étymologie grecque.

(ῥαφη), puis en français; il vient du verbe grec ραπτείν, qui signifie coudre, d'où nous avons fait les mots *rassarcir, ravauder, raccommoder.*

Ces rapprochements ne semblent-ils pas indiquer que les premières applications de la médecine à l'homme commencèrent par la réunion des plaies, c'est-à-dire par la chirurgie?

Abandonnons ce point historique, sans importance réelle dans la question que nous traitons, et occupons-nous des instruments eux-mêmes.

Les fouilles pratiquées dans la maison, dite du chirurgien, firent découvrir quarante instruments; quelques autres furent trouvés dans la boutique d'un marchand de vin, située dans une petite rue où est placée la maison qu'on croit avoir appartenu à Pansa; plus tard, on découvrit d'autres instruments dans Herculanum, et, parmi eux, le plus remarquable est le *speculum uteri*, que des médecins de nos jours croyaient avoir inventé.

A quelle époque furent trouvés les instruments que nous signalons? Les auteurs ne sont pas d'accord sur la date précise : la question a préoccupé le savant professeur Choulant (1). Dans le désir de l'élucider, il a écrit au professeur Henri Hase, conservateur du Musée de Dresde; cet érudit lui

____

(1) L. Choulant, *De Locis Pompeianis ad rem medicam facientibus.* Lipsiæ, 1823, in-4º.

a répondu : « qu'il s'était établi, parmi les agents qui dirigeaient les fouilles de Pompéi, l'usage de faire pratiquer immédiatement quelques recherches nouvelles en l'honneur des voyageurs éminents qui visitaient les lieux. » C'est ce qui arriva au commencement du mois de mars 1820, devant l'archiduc d'Autriche et le prince Antoine, palatin de Hongrie; c'est alors que furent déblayées plusieurs pièces de la maison que nous avons décrite.

Plusieurs jours après cet événement, survint le prince Michel de Russie, accompagné de son médecin Pierre Savenko; les fouilles furent reprises dans la maison indiquée, et le hasard fit découvrir les instruments que nous connaissons. Jusqu'alors personne n'avait été autorisé à dessiner ni à décrire les objets découverts, mais Savenko obtint cette faveur exceptionnelle par la haute protection du prince qu'il accompagnait.

Savenko a publié sur ce sujet un mémoire écrit en français et inséré dans la *Revue médicale* (1). Une planche, placée à la fin du volume, contient 19 figures dessinées incorrectement.

Aujourd'hui nous possédons plus de trois cents exemplaires d'instruments retirés des

______

(1) Pierre Savenko. — Note sur la chirurgie dans les premiers âges, et sur quelques instruments propres à cet art, trouvés dans les ruines de Pompéia. *Revue médicale historique et philosophique.* T. 6e, pag. 427. 1821.

fouilles de Pompéi et d'Herculanum; beaucoup ne sont que des répétitions d'une même espèce, mais nous en possédons soixante qui constituent des types spéciaux.

Ces richesses archéologiques, expliquées par les textes des auteurs anciens, permettent de reconstituer, en quelque sorte, la chirurgie de l'antiquité : c'est le but de l'ouvrage que je prépare.

Afin de donner à ce travail l'exactitude et l'autorité que commandent les intérêts de la science, j'ai visité moi-même Pompéi, Herculanum et le Musée royal de Naples; mon ami Maréchal, notre célèbre peintre verrier, membre de l'Institut, a dessiné plusieurs instruments, notamment la sonde pour homme, en prenant rigoureusement les contours sur les objets eux-mêmes; mais il fallait plus encore pour rendre les détails, la grandeur et la forme de chacun de ces instruments ; afin d'atteindre ce but, j'ai sollicité du ministre de l'intérieur d'Italie l'autorisation de faire photographier tous les instruments de chirurgie qui se trouvent dans le Musée royal de Naples. J'ai obtenu cette faveur par l'intervention de plusieurs personnages haut placés, et je possède aujourd'hui cette collection précieuse, que je crois unique en Europe, et qui me permettra, peut-être, d'achever l'œuvre que j'ai entreprise.

www.ingramcontent.com/pod-product-compliance
Lightning Source LLC
Chambersburg PA
CBHW061637050726
47595CB00007B/3244